AF456723

QUELQUES MOTS

SUR LES

SECOURS A DONNER AUX BLESSÉS

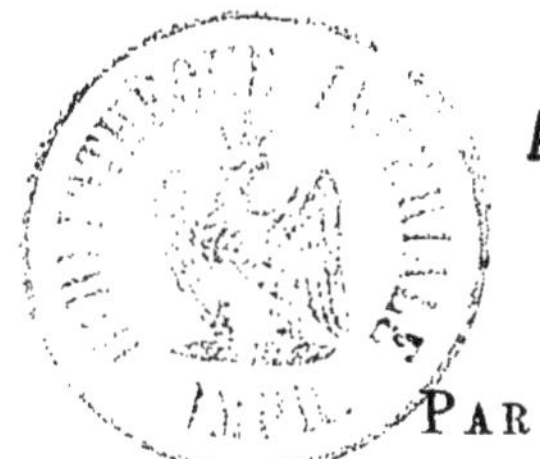

AUX ARMÉES DE MER

PAR LE DOCTEUR MAIRE

Ancien Chirurgien entretenu de la Marine militaire, ex-Président du Congrès international, d'Hygiène et de Médecine navales, Médecin de la Marine au Havre; Chevalier de la Légion-d'Honneur, de l'Ordre du Christ du Portugal et de la Rose du Brésil, etc.

HAVRE

IMPRIMERIE LEPELLETIER

1869

QUELQUES MOTS

SUR LES

SECOURS A DONNER AUX BLESSÉS

DES ARMÉES DE MER

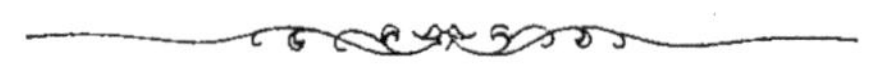

Puisqu'il n'est pas donné à notre siècle de fermer à jamais le temple de Janus, nous ne saurions qu'applaudir à tous les moyens auxquels on aura recours pour diminuer les maux de la guerre. Il y a plus, c'est qu'en présence du génie de destruction, qui n'échappe malheureusement pas à la loi du progrès, nos efforts doivent tendre à accroître la puissance du génie de conservation, que nous avons à lui opposer.

Limiter les champs de carnage, protéger les propriétés et la vie des étrangers à la lutte, respecter, surtout soulager, secourir les belligérants blessés, ouvrir largement la porte à la pitié pendant et après le combat ; cette pensée humanitaire sera la gloire de notre génération ; au siècle prochain l'immense honneur de proclamer la paix universelle !

Notre devoir, en attendant, est de rendre la guerre le moins fréquente et le moins meurtrière qu'il sera possible.

Aux gouvernants les soins préventifs, mais à nous les moyens curatifs !

Il est une question qui a vivement préoccupé le monde entier depuis quelques années ; ce sont les progrès réalisés dans l'art de détruire les hommes.

Sur mer, on a inventé d'abord des projectiles creux qui déchiraient les flancs des navires, c'est alors qu'on a revêtu ceux-ci d'une cuirasse protectrice. L'artillerie, de son côté, a augmenté la puissance de ses boulets qu'elle a rendu coniques pour qu'ils pénétrassent plus facilement ; l'architecture navale a dès lors doublé la puissance de ses cuirasses. Mais le génie destructeur ne s'est pas tenu pour battu, des canons monstres ont été forgés, et il suffira bientôt d'une seule masse de fer vomie par un de ces engins diaboliques, pour éventrer un vaisseau. Et comme si ce n'était assez de ces puissants agents de destruction qui sillonnent la surface de la mer, l'art de la guerre a inventé des volcans sous-marins d'une puissance inouïe !

Sur terre, chacun connaît l'immense portée des nouveaux projectiles, leur précision mathématique, leur nombre effrayant vomi dans un instant presque inappréciable........ et quand on réfléchit aux ravages effrayants que doivent faire tant de causes de mort dans un espace restreint, on se demande si la première armée qui commencera le feu ne va pas anéantir la seconde sans coup férir, tels ces combats singuliers dans lesquels une seule des armes est chargée.

On s'est demandé aussi, par un raisonnement logique qui semble d'abord bien étrange, si cette boucherie de quelques instants ne tournerait pas en dernier résultat au profit de l'humanité ; et en effet, dit-on, dans les armées en campagne ce ne sont pas les ennemis qui tuent le plus de monde, ce sont les maladies. La statistique a justifié cette assertion dans notre dernière guerre de Crimée. Il y aurait donc, dans le nouveau système, cette différence, c'est que le soldat, au lieu de mourir dans un hôpital, tomberait sur le champ de bataille : mort plus enviable, j'en conviens, mais qui ne coûterait pas une larme de moins à l'humanité. La mort en gros au lieu du trépas en détail, voilà la différence philosophique.

Mais ce n'est pas à ce point de vue que je voulais vous parler de la guerre ou plutôt de ses résultats ; je voulais vous dire quelques mots d'une question à l'ordre du jour et à laquelle notre Société d'Etudes ne saurait rester étrangère, elle qui a souvent tracé la voie au progrès, et dans les savantes leçons de ses professeurs et dans ses travaux académiques.

Je désire même restreindre ce mémoire aux secours à donner aux blessés des armées de mer; là, en effet, sont les champs de bataille que j'ai le mieux connus.

Quand je dis secours à donner aux blessés, je me renferme dans les termes généraux du programme accepté; je crois le faire au moins, car je ne puis penser qu'il s'agisse des soins chirurgicaux dont nos médecins militaires s'acquittent avec autant de talent que de dévouement, et qui savent assez se multiplier quand le besoin l'exige, sans recourir à des dévouements étrangers et d'ailleurs inhabiles.

Toutefois je ferai quelques excursions sur le terrain de la pratique chirurgicale, mais seulement au point de vue général.

Dans une thèse dont quelques fragments ont été lus dans une des séances du Congrès de Médecine et d'hygiène navales (1). Un jeune médecin de la Marine, M. Le Dr Cappedeville (2) a traité cette question des secours à donner aux blessés des armées de mer, d'une manière remarquable, et je lui ferai plus d'un emprunt. Je mettrai encore à contribution un autre mémoire publié en 1861 par mon excellent ami, le D[r]. J. Rochard, directeur du service de santé de la marine à

(1) M. Lecadre neveu, rapporteur.

(2) Médaille d'argent, accordée à son travail.

Lorient, sous ce titre : *Du Service chirurgical de la flotte en temps de guerre.*

Tout le monde sait que le poste des blessés est placé, à bord des navires de guerre, sur la plate-forme de la cale ou dans l'entrepont, c'est-à-dire autant que possible au-dessous de la ligne de flottaison et dans l'endroit qui semblait offrir le plus de sécurité. Je parle à l'imparfait, car je n'oserais affirmer qu'il en soit ainsi pour l'avenir, et en effet, les progrès de l'architecture navale ont modifié, à mon avis du moins, ces conditions. En même temps que l'artillerie des vaisseaux tend à devenir plus puissante, elle devient moins nombreuse. Il en résulte un avantage pour le transport des blessés dans des batteries moins encombrées, et un espace plus considérable pour leur poste, ordinairement insuffisant ; mais d'un autre côté, avec les nouveaux engins de guerre qui doivent agir plus par leur masse que par le nombre des projectiles, c'est au-dessous de la ligue de flottaison et par le travers du vaisseau lui-même qu'ils devront être pointés ; et malgré la résistance de la mer, de la cuirasse, de la coque du navire et des soutes à charbon placés ordinairement en abord, le navire devra bientôt sombrer et ce ne seront plus des blessés que le chirurgien aura à soigner, mais bien des asphyxiés par submersion, si lui-même il a pu échapper au déchirement affreux qui s'est opéré sur le lieu même qu'on regardait comme le plus inexpugnable.

On me dira peut-être : si le navire doit couler, que le poste des blessés soit au centre, à l'avant ou à l'arrière, le résultat sera à peu près le même, je ne le crois pas ; toutefois, c'est une question à étudier. J'ai lu il y a peu de jours, que le vaisseau l'*Océan* qui vient d'être tout récemment lancé à Brest, était armé d'un formidable éperon et qu'il était fortement blindé à l'avant et à l'arrière avec une cuirasse plus légère au centre. Je ne sais si l'intention de l'ingénieur, M. Nouct, a été de diminuer les roulis fort incommodes dans notre flotte cuirassée ou s'il a voulu préserver son navire des bordées d'enfilade, bien moins à redouter cependant qu'avec nos anciens navires en bois et à voiles, mais ce qui me paraît trop logique, c'est qu'en amoindrissant la résistance de la coque centrale; on devra faciliter l'introduction des projectiles. Ce n'est pas au point de vue de l'art, on le comprend, que je hasarde cette critique, c'est en vue seulement de la sécurité des blessés.

Puisque je parle des progrès de l'architecture navale, voici une question que l'on a dû naturellement s'adresser à l'occasion de la substitution du fer au bois et que je n'ai pas vue résolue. Dans un combat naval, toutes choses égales d'ailleurs, un navire en bois comptera-t-il plus de blessés ou de tués qu'un navire en fer ? L'expérience heureusement n'a pas encore été faite, sauf toutefois à Lissa, où l'escadre italienne cuirassée combattait l'escadre autrichienne en bois. Cette dernière compta, il est vrai, 130 ou 140 hommes mis hors de combat, dont 105 sur le vaisseau amiral, tandis que l'escadre italienne n'eut que 99 hommes atteints par les projectiles, car je ne fais pas entrer en ligne de compte ceux qui sombrèrent avec le *Re d'Italia* et avec un autre vaisseau qui coula également. L'expérience n'a donc pas prononcé, mais on peut penser, *a priori*, que le bois se brisant en éclats, et le fer se déchirant plutôt que n'éclatant, ce dernier sera moins dangereux, et c'est là un point important, car sur cinq blessés dans un combat naval, je crois qu'un à peine est blessé par le projectile lui-même.

Il faut, dans un poste de blessés, non seulement les moyens de remédier aux blessures elles-mêmes, c'est-à-dire un matériel et un personnel d'infirmerie et de chirurgie suffisants pour éviter aux blessés les angoisses d'une longue attente, mais encore il faut de l'air, de l'eau, de la lumière et de l'espace.

Lors des branle-bas de combat, dans notre ancienne flotte on commençait par fermer toutes les écoutilles et l'on ne laissait d'ouverture que pour descendre les blessés et pour le passage des poudres; il en résultait, pour certains navires, pour peu que l'action durât, une chaleur fatigante et bientôt un air vicié. Aujourd'hui, il ne paraît plus en être ainsi, on enlève, il est vrai, les échelles qui font communiquer les ponts entre eux, mais les panneaux des écoutilles sont remplacés par des caillebottis en fer, peu élevés pour éviter les boulets rasants; celle de l'arrière est libre ordinairement et destinée au passage des blessés. M. de Capdeville demande avec raison, que chacune de ces ouvertures soit fermée non par un seul caillebottis, mais par plusieurs grilles juxta-posées, qui permettraient de se lever séparément pour donner passage à un seul homme. Il est, en effet, dans un combat, des combattants assez légèrement blessés pour se rendre seuls au poste, sans encombrer le grand panneau qui serait reservé à la manœuvre du cadre. Il voudrait qu'à cet effet les échelles restassent en place, mais il n'a pas réfléchi, il nous paraît, à l'inconvénient de ces larges échelles en bois dont les projectiles peuvent détacher tant de dangereux éclats. Il faudrait alors les suppléer par des échelles en corde, dites échelles de combat.

Quoiqu'il en soit, grâce à ce perfectionnement, la chaleur du poste des blessés est moins intense, mais le défaut de courant empêche l'air d'y être suffisamment renouvelé et la fumée qui s'y rabat pendant l'action gêne beaucoup la respiration et trouble la vue. On ne saurait y remédier en ce moment par des manches à vent, mais on pourrait avoir des ventilateurs mécaniques ; (1) on pourrait peut-être utiliser à cet effet les mâtures creuses dont nous avons vu un modèle à l'exposition havraise. Il suffirait, placée qu'elle est près du poste, d'y pratiquer une ouverture pour qu'un courant s'établît aussitôt par cette cheminée d'appel et renouvelât l'air.

Quant à la lumière il ne faut compter que sur celle des lampes à réflecteurs, fixées aux épontilles.

---

(1) Fonsagrives.

Une pompe placée dans l'une des caisses à eau, au dessus desquelles est installé le poste, est d'une incontestable utilité.

J'ai dit, d'après M. Capdeville, que nos derniers modèles cuirassés présentaient plus d'espace pour les blessés, mais quel qu'il soit il peut devenir insuffisant dans un moment donné ; il vaut donc beaucoup mieux, au lieu des lits en fer, se borner à étendre dans les coursives, aux environs des chirurgiens, des matelas en suffisante quantité. Voici un terme bien vague que je circonscris en disant, que dans un combat maritime, il faut compter que 1/5 de l'équipage sera mis hors de combat ; cette proportion est quelquefois élevée au tiers dans les affaires sérieuses !

Voici un intéressant document à cet égard que j'emprunte au Dr Rochard :

« Tout le monde sait combien les batailles navales sont meurtrières. A l'époque de nos guerres maritimes, il n'était pas rare de voir les vaisseaux le plus sérieusement engagés se retirer de la lutte avec le tiers ou la moitié de leur équipage hors de combat. Ce chiffre a souvent été dépassé. Il ne serait pas difficile d'en trouver des exemples en se reportant aux mauvais jours de notre histoire, et pour n'en citer qu'une page, la plus sombre et la plus sanglante, il est vrai ; après la bataille de Trafalgar, la plupart des vaisseaux pris par les Anglais n'avaient plus qu'une poignée d'hommes pour les défendre. Sur 700 hommes qui composaient son équipage, le *Fougueux* en avait perdu 400 ; l'*Intrépide* avait eu 306 hommes hors de combat ; l'*Algésiras* 150 tués et 180 blessés ; le *Redoutable*, enfin, démâté, près de couler bas, démonté de son gouvernail et d'une partie de son artillerie, sa muraille de tribord démolie, n'avait plus qu'une centaine d'hommes debout, Tout l'Etat-Major blessé, 10 aspirants frappés à mort, 522 hommes hors de combat sur 640 qui composaient son équipage au commencement de l'action, voilà ce qu'y trouvèrent les anglais, lorsqu'ils mirent le pied sur ce glorieux débris.

» De pareils désastres, ajoute le Dr Rochard, sont au-dessus de toutes prévisions, mais si l'histoire de la marine a pu enregistrer des faits semblables à l'époque où les navires n'avaient pour moteur que la voile, où l'artillerie ne disposait d'aucun de ces redoutables perfectionnements qu'elle possède aujourd'hui, que sera-ce donc dans l'avenir ? »

Mais je laisse le poste des blessés sous l'habile direction du chirurgien-major et je vais m'occuper des moyens d'y transporter ceux qui ne sauraient, en raison de la gravité de leurs blessures, y descendre d'eux mêmes.

Le panneau, ou plutôt l'écoutille de l'arrière, est ordinairement réservée à cet usage. Dans les grands navires cuirassés on y place à cet effet, tantôt un fauteuil, ou deux sièges se faisant contre poids, tantôt et le plus souvent un cadre suspendu à un ou plusieurs cartahuts ; les inconvénients de ce mode de descente sont ceux-ci : le blessé y est mal assujetti, les cordes de support peuvent être coupées par des projectiles, enfin le transport est trop lent. Le Dr Rochard, qui s'est occupé de cette question et l'a traitée avec le talent incontesté d'un habile praticien, a calculé qu'il fallait 4 minutes au moins pour relever un blessé sur le pont, le porter au cadre et le descendre au poste ; d'où un laps de 2 heures pour y transporter 30 blessés !

Frappé de ces inconvénients, M. Maréchal, et c'est à M. Capdeville que je fais cet emprunt, M. Maréchal, dit-il, a proposé un plan incliné à 20° ou 30° formé de deux ou trois espares réunis sur lesquels on ferait glisser le blessé ; celui-ci serait placé dans une sorte de cylindre creux en tôle, formé d'une section de manche à vent de deux mètres environ, ouverte longitudinalement, garnie à l'intérieur de matelas ou seulement d'étoupes et fermé aux extrémités munies de poignées, pour faciliter le transport du premier plan, incliné ou deuxième et au troisième s'il y a lieu. Il suffirait de deux hommes à chaque batterie pour opérer rapidement cette manœuvre.

M. Rochard avait proposé, pour la descente des blessés au poste, un fauteuil brisé, assez semblable aux chaises longues américaines. Si le panneau le permettait, on pourrait, disait-il, se servir de deux fauteuils se faisant contre-poids.

Nous croyons le système Maréchal préférable.

D'après le même chirurgien, aujourd'hui que les grands navires cuirassés sont séparés en deux parties distinctes par une énorme machine placée à leur centre même, deux postes de blessés sont indispensables, car les communications par les coursives dans la cale sont des plus difficiles.

Au reste cette question ne pourra être vraiment résolue que lorsqu'on aura adopté un navire type, et les mutations successives de nos flottes à voiles, mixtes et cuirassées, ne laissent pas prévoir que ce résultat soit encore prochain.

En attendant, chaque navire de guerre est forcé de modifier son poste de blessés en raison de ses conditions architecturales qui sont loin d'être constamment d'accord avec l'espace nécessaire, car plusieurs de nos bâtiments, encore à flot, ont été forcés, ai-je lu, de consacrer à cet usage une partie de leur faux-pont.

D'ailleurs, grâce au progrès du génie de destruction, la cale et le faux-pont se trouveront bientôt tout aussi exposés que les batteries, et les non combattants plus en péril, peut-être, que ceux qui partagent l'ivresse de la lutte. Espérons qu'alors les chirurgiens, rangés dans la classe des officiers non combattants et traités comme tels dans la répartition des avantages qui peuvent être la conséquenee d'une affaire, jouiront des prérogatives d'assimilation attachés à leurs grades respectifs.

Déjà l'accomplissement de leurs austères devoirs n'était cependant pas exempt de périls, et plus d'un a reçu la mort à son poste d'honneur ; témoin les chirurgiens de l'*Orient* à Aboukir, de l'*Achille* et du *Vengeur* à Trafalgar.

M. le docteur Lefebvre, ancien Directeur du service de santé à Brest, raconte le fait suivant dans son *Histoire du service de santé de la marine* :

« Vers la fin de la bataille, au moment où le vaisseau l'*Achille* allait sauter, prêt à engloutir les assaillants et ses défenseurs, le chirurgien-major, M. Saint-Hilaire, de Rochefort, ne quitta son poste des blessés qu'au moment où le feu allait lui fermer tout moyen de retraite. Sachant à peine nager, il fut obligé de se jeter à la mer. Quelques-uns de ses compagnons d'infortune le soutinrent au-dessus des flots, et il fut recueilli par l'ennemi en même temps qu'un matelot auquel il avait amputé le bras quelques minutes auparavant et dont il n'avait cessé de s'occuper.

» M. Saint-Hilaire vivait encore à Rochefort, il y a quelques années, il était âgé de 91 ans. »

Excusez ce pieux souvenir, je reviens à mon sujet.

Pendant le combat, on ne procède ordinairement qu'à des pansements provisoires, on remédie d'urgence aux hemorrhagies, on régularise les grands déchirements, on enlève des corps étrangers, on place les membres écrasés, ou seulement brisés, dans des appareils dits polydactiles, etc., et on réserve pour un moment plus calme les grandes opérations chirurgicales.

A cet effet on remonte, après le combat, les blessés dans les batteries ; mais ce transport ne peut avoir lieu sans imprudence que lorsque l'ennemi n'est plus en vue, car s'il en était autrement le combat pourrait recommencer, et la présence des blessés dans les batteries deviendrait un grand danger, non seulement pour eux, mais pour le résultat du combat lui-même, en entravant la manœuvre de l'artillerie.

L'affaire est-elle vraiment terminée qu'il est encore fort difficile de procéder dans les conditions matérielles et morales où se trouve le navire, à des opérations souvent fort délicates, qui nécessitent une main et un œil bien assurés. A Dieu ne plaise que je suspecte le courage et le sang-froid de mes anciens camarades, pas une voix ne s'élèvera pour les mettre en doute, mais le désordre qui suit un combat sérieux ne saurait se réparer avant quelques heures, et il est des opérations qu'on ne peut différer.

Nous voici arrivé au cœur de la question dont on s'occupe en ce moment.

Des associations se sont imposé la noble tâche de diminuer, autant qu'elles le pourraient, les horreurs de la guerre. — Pour les combattants tombés sur les champs de bataille, quelle que soit d'ailleurs leur nationalité, elles ont demandé la protection de l'humanité tout entière ; — L'inviolabilité du blessé, et celle des non combattants appelés à lui porter secours, celle du refuge où il a été recueilli, sont déjà admis en principe.

Espérons que cette immunité s'étendra encore et que les lois de la guerre neutraliseront bientôt la propriété individuelle et respecteront les citoyens étrangers à la lutte, en limitant les champs de bataille et en les concentrant de plus en plus ; espérons, dis-je, que le jour n'est pas loin où la fiction de 1867 deviendra une réalité, et que pour toutes les nations, le champ de Mars sera désormais le champ de l'industrie et du travail paisible et rémunérateur.

Nous venons de dire que la sécurité des blessés est loin d'être assurée, car le combat peut recommencer, nous ajoutons que le séjour quelque peu prolongé d'hommes malades dans un petit espace peut donner lieu à de graves maladies infectieuses ; il est donc important de prévenir ce danger, et le meilleur moyen est de déposer les blessés à terre, si on peut atteindre un port, dans un bref délai ; mais cette ressource n'est pas toujours praticable. On pourrait même les embarquer sur un navire marchand neutralisé à cet effet ; mais le matériel et le personnel de santé pourraient être insuffisants et le nouveau local peu propice aux opérations devenues nécessaires.

Voici le moyen que j'avais indiqué dans la séance du Congrès où cette question a été traitée.

Il serait à désirer, disais-je, que toute escadre qui prendrait la mer en temps de guerre fût constamment accompagnée d'un vaisseau-hôpital, muni d'un matériel d'infirmerie et d'un personnel médical complet. Un vieux vaisseau en bois, ou une gabarre serait appropriée à cet usage, c'est-à-dire que leurs batteries seraient converties en une salle d'hôpital parfaitement vaste, aérée et plus saine, sans contredit, qu'un hôpital à terre.

Il va sans dire que ce vaisseau porterait à son grand mât le pavillon à croix rouge et suivrait à petite distance les escadres, sans nuire, toutefois, à leurs évolutions et sans s'exposer à leur feu.

Y a-t-il une simple suspension d'armes par le fait naturel d'un combat sous voile, ou comme on le dit aujourd'hui, sous vapeur ? on en profiterait pour embarquer les blessés le plus sérieusement atteints, ou sur un canot du bord ou sur un canot mandé du vaisseau-hôpital, vers lequel il serait dirigé, couvert du pavillon neutre, bien entendu.

Les gouttières en tôle de M. Maréchal seraient d'un grand secours en cette circonstance, en permettant le transport d'un plus grand nombre de blessés à la fois, et en facilitant les embarquements par les sabords du navire-hôpital.

Si le combat est complètement terminé, le transbordement sera plus facile et se fera nécessairement avec plus d'ordre et de ménagement.

Si les deux escadres se battent à l'ancre, près de terre, la lutte sera certainement plus sérieuse et aucun répit ne sera accordé aux pauvres blessés qui devront attendre au poste des chirurgiens, dans des angoisses que l'on comprend, l'issue d'un combat dont ils ne peuvent plus suivre les péripéties.

Mais là encore, après l'action, le transbordement ou le transport des blessés à terre devra s'effectuer le plus promptement possible. Il y a en effet plusieurs avantages à agir ainsi. D'abord, la stupeur qui accompagne ordinairement les grands délabrements, laisse un peu de répit à la douleur pendant une ou quelques heures, dont il faut profiter non pour les opérations chirurgicales, loin de là, mais pour le transport du blessé ; d'un autre côté, il ne faudrait pas non plus trop attendre, car Salleron, et bien d'autres avant lui ont calculé que pour les amputations en particulier, faites immédiatement à bord, (car la proportion ne paraît pas aussi favorable à terre,) la proportion des guérisons, disons-nous, est de moitié, quand elle n'est plus que du tiers dans les amputations dites secondaires.

Il y a enfin, en agissant ainsi, l'avantage de diminuer les fatigues des chirurgiens du bord et de soustraire au reste de l'équipage un spectacle d'autant plus pénible que l'ivresse du combat n'est plus là pour troubler la vue du marin et fermer son cœur aux sentiments de l'humanité. D'ailleurs le blessé lui-même se trouvera nécessairement dans de meilleures conditions qu'à bord d'un navire plus ou moins démantelé.

Le combat a-t-il lieu, au contraire, avec des forts devant lesquels l'escadre est venue s'embosser, les résultats en sont bien moins graves. Ainsi, à St-Juan d'Ulloa, où les frégates françaises étaient mouillées à 4 encâblures et furent exposées, pendant 3 heures, au feu de 116 pièces de canon, nos pertes ne s'élevèrent qu'à 5 morts et 30 blessés, dont 4 officiers ; l'ennemi perdit 400 hommes. A l'attaque des forts de Sébastopol, les escadres françaises et anglaises ont soutenu pendant 5 heures, à une moyenne de 7 encablures, le feu de 316 pièces du plus gros calibre ; l'escadre française, forte de 24 navires ne perdit que 30 hommes et n'eut que 181 blessés ; les anglais furent un peu plus maltraités, ils eurent 44 morts et 266 blessés.

Ces résultats sont insignifiants, comme on le voit, si on le compare à ceux produits par le choc de deux escadres.

Ici, l'on a tout le temps nécessaire à donner aux blessés et un espace suffisant, car alors un seul côté des batteries est engagé.

Quoique j'en aie dit des cylindres ouverts, suffisamment matelassés pour le transport des blessés et des appareils provisoires dits polydactiles, il est un moyen bien simple, que j'ai vainement recommandé jusqu'à ce jour pour les fractures compliquées des membres et que je regrette surtout de n'avoir pas vu accepté pour les navires de commerce : se sont de simples gouttières en zinc garnies d'un lit d'étoupes recouvert d'une toile cirée, dans lesquelles on placerait le membre fracturé. Ce procédé si simple aurait un double avantage, d'abord d'immobiliser le membre et de donner la possibilité de mouvoir le blessé sans douleur ; ensuite de permettre, en laissant la blessure à découvert, d'arroser constamment le membre d'eau froide et de prévenir ainsi la violence de l'inflammation qui doit nécessairement survenir.

Mais les vieilles routines sont un ennemi dont les personnes les mieux intentionnées subissent, sans s'en douter, la funeste influence.

J'en veux citer un autre exemple qui rentre dans mon sujet, puisque c'est un moyen de prévenir des accidents bien fréquents à la mer.

Il n'est pas besoin d'être marin, pour savoir que l'un des accidents les plus fréquents à la mer, ce sont les chutes de la mâture et des vergues surtout, quand, par un gros temps, des marins, souvent peu habitués, sont appelés à prendre des ris ; eh bien, l'un de mes frères, Capitaine au long cours, a inventé depuis longtemps un moyen très efficace de prévenir ces accidents, à l'aide d'un petit appareil des plus simples et des plus économiques, qui aurait encore passé inaperçu à l'exposition, si un homme fort compétent ne l'avait tiré de l'oubli ou de l'indifférence, en appelant « un trait de génie » l'invention du capitaine Maire.

Je me résume dans les conclusions suivantes.

Comme mesures spéciales :

1° De l'air, de l'eau et un espace suffisant et sûr pour les blessés pendant le combat.

2° Outre le personnel et le matériel d'infirmerie complets, ajouter aux ustensiles et appareils déjà employés des gouttières pleines en zinc, destinées aux fractures communitives des membres inférieurs (1).

3° Comme moyen de transport des blessés, substituer l'appareil en tôle de M. Maréchal, au système actuel des cadres.

4° Adjoindre constamment aux escadres en temps de guerre, un vaisseau-hôpital neutre.

5° Y transporter les hommes gravement atteints, soit après le combat, soit pendant l'action même, si elle laisse quelque répit aux combattants, et neutraliser l'embarcation destinée à ce service.

6° Recevoir à bord du vaisseau-hôpital tout blessé, quelle que soit d'ailleurs sa nationalité.

---

(1) M. le Dr Rochard avait déjà, en 1861, proposé des gouttières, mais en fil de fer.

Et comme mesures générales :

Puisque nous ne sommes pas encore assez civilisés pour nous affranchir de ce legs de la barbarie qu'on appelle la guerre, nous voudrions qu'elle fût circonscrite dans les limites les plus étroites, et rendue le moins désastreuse, le plus loyale et le plus humanitaire possible.

Et à cet effet nous émettons le vœu de voir édicter les conventions internationales suivantes :

7° Rendre inviolable et sacrée la personne du blessé désarmé, tombé sur le champ de bataille, et la placer sous la sauve-garde de l'honneur militaire.

8° Respecter les propriétés privées, la vie et l'honneur des non-belligérants.

9° Condamner non seulement l'usage des balles explosibles, mais repousser encore comme déloyaux ces agens de destruction que le courage est impuissant à combattre, tels les mines, les torpilles et autres machines infernales sous-marines.

10° S'interdire, lorsqu'une escadre ennemie est affalée de nuit sur une côte dangereuse, par un temps forcé, d'y allumer des feux trompeurs ou d'éteindre des phares de salut, dans le but d'en favoriser le naufrage.

Il est sans doute d'autres mesures humanitaires que l'on pourrait concilier avec les exigences de la guerre, mais je n'ai voulu appeler l'attention que sur quelques unes de celles qui se rattachent spécialement à la marine. Au reste, le temps n'est pas éloigné, espérons-le, où les nations comprendront enfin que ce qui les honore et les enrichit, c'est le travail et l'industrie, et que ce qui les ruine, ce sont les victoires.

En attendant, toutefois, et puisqu'il ne nous est pas permis de prévenir le mal, unissons-nous pour le combattre en le rendant le moins désastreux que nous le pouvons.

Déjà des sociétés de secours pour les naufragés fonctionnent régulièrement et ont sauvé de nombreux marins de la fureur des flots ; il serait digne de notre époque d'en arracher de plus nombreux encore à la fureur de la guerre.

Grâce à une haute initiative, en effet, le marin français, qui de temps immorial s'était placé sous le divin patronage de la Sainte Vierge, possède aujourd'hui une autre gracieuse protectrice sur la terre.

Havre — Imp. Lepelletier

www.ingramcontent.com/pod-product-compliance
Ingram Content Group UK Ltd.
Pitfield, Milton Keynes, MK11 3LW, UK
UKHW022156260726
13993UKWH00005B/2413

9 782019 978945